BEI GRIN MACHT SICH IHR WISSEN BEZAHLT

- Wir veröffentlichen Ihre Hausarbeit,
  Bachelor- und Masterarbeit

- Ihr eigenes eBook und Buch -
  weltweit in allen wichtigen Shops

- Verdienen Sie an jedem Verkauf

Jetzt bei www.GRIN.com hochladen und kostenlos publizieren

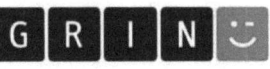

Soziale Arbeit mit Demenzpatienten. Handlungsfelder, Konzepte und interdisziplinäre Zusammenarbeit in der Altenhilfe

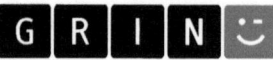

Bibliografische Information der Deutschen Nationalbibliothek:

Die Deutsche Nationalbibliothek verzeichnet diese Publikation in der Deutschen Nationalbibliografie; detaillierte bibliografische Daten sind im Internet über http://dnb.d-nb.de abrufbar.

ISBN: 9783389085479
Dieses Buch ist auch als E-Book erhältlich.

© GRIN Publishing GmbH
Trappentreustraße 1
80339 München

Druck und Bindung: Books on Demand GmbH, Norderstedt Germany
Gedruckt auf säurefreiem Papier aus verantwortungsvollen Quellen

Das vorliegende Werk wurde sorgfältig erarbeitet. Dennoch übernehmen Autoren und Verlag für die Richtigkeit von Angaben, Hinweisen, Links und Ratschlägen sowie eventuelle Druckfehler keine Haftung.

Das Buch bei GRIN: https://www.grin.com/document/1513267

Hochschule Fresenius

Fachbereich Gesundheit und Soziales

Studiengang Soziale Arbeit (B.A)

Studienort: Frankfurt am Main

Soziale Arbeit mit Demenzpatienten

Genehmigte Bachelorarbeit zur Erlangung des akademischen Grades eines Bachelor of Arts

(B.A.)

Abgabedatum: 17.06.2024

Inhaltsverzeichnis

1 Einleitung

In unserer heutigen Gesellschaft stehen wir vor einer wachsenden Herausforderung: der adäquaten Versorgung und Unterstützung von Demenzkranken und ihren Angehörigen. Diese Herausforderung ist eng mit dem demographischen Wandel verbunden, der eine kontinuierliche Zunahme der Lebenserwartung und damit einhergehend auch eine steigende Prävalenz von altersbedingten Erkrankungen wie der Demenz mit sich bringt. Vor diesem Hintergrund gewinnt die Soziale Arbeit, die im Bereich Altenhilfe bisher eine untergeordnete Rolle gespielt hat, eine immer größere Bedeutung, denn sie ist maßgeblich daran beteiligt, soziale Teilhabe, Selbstbestimmung und Lebensqualität für Betroffene und ihre Familien zu ermöglichen (Gesundheitsberichterstattung des Bundes, 2009, 21). Die vorliegende Bachelorarbeit setzt sich eingehend mit der Fragestellung auseinander, welche genuin sozialarbeiterischen Aufgabenbereiche im Kontext der Arbeit mit Demenzkranken und ihren Angehörigen zum Tragen kommen. Dies erfordert eine multidimensionale Betrachtung, die sowohl die individuellen Bedürfnisse und Lebenswelten der Betroffenen als auch die strukturellen Rahmenbedingungen berücksichtigt.

Um dieser Fragestellung gerecht zu werden, wird zunächst die Bedeutung und Entwicklung der Sozialen (Alten-) Arbeit näher beleuchtet. Hierbei werden historische Entwicklungen, gesellschaftliche Veränderungen sowie aktuelle Trends und Herausforderungen in der Altenhilfe und der Sozialen Arbeit analysiert. Dabei wird deutlich, dass die Soziale Arbeit einen entscheidenden Beitrag zur Bewältigung der Folgen des demographischen Wandels leistet und sich kontinuierlich weiterentwickeln muss, um den Bedürfnissen einer älter werdenden Gesellschaft gerecht zu werden.

Im Anschluss erfolgt eine umfassende Auseinandersetzung mit dem Krankheitsbild der Demenz. Dies umfasst eine Definition der Demenz sowie eine Betrachtung ihrer Epidemiologie, unterschiedlicher Formen, Symptome, Diagnoseverfahren, Risikofaktoren und Therapiemöglichkeiten. Besonderes Augenmerk wird dabei auf nichtmedikamentöse Behandlungsformen gelegt, die zunehmend an Bedeutung gewinnen und einen ganzheitlichen Ansatz in der Betreuung von Demenzkranken darstellen. Ein weiterer wichtiger Aspekt, der in dieser Arbeit behandelt wird, sind die ethischen und rechtlichen Grundlagen, die den Rahmen für die sozialarbeiterische Praxis im Bereich der Demenzversorgung bilden. Dabei werden Fragen der Autonomie,

Selbstbestimmung, Patientenrechte sowie rechtliche Aspekte im Umgang mit Demenzkranken und ihren Angehörigen eingehend erläutert.

In dem darauffolgenden Kapitel werden theoretische Konzepte der Sozialen Arbeit vorgestellt, die die Grundlage für die praktische Arbeit mit Demenzkranken und ihren Angehörigen bilden. Hierzu gehören unter anderem das Case Management, die Lebensweltorientierung nach Thiersch, das Empowerment und die Biographiearbeit. Diese Konzepte bieten Orientierung und Handlungssicherheit für Sozialarbeiter*innen im Umgang mit komplexen Situationen im Zusammenhang mit Demenzerkrankungen.

Der Schwerpunkt der Arbeit liegt auf der Darstellung ausgewählter Handlungsfelder der Sozialen Arbeit im Zusammenhang mit Demenzkranken und ihren Angehörigen. Dabei werden verschiedene Beratungs- und Unterstützungsangebote vorgestellt. Darüber hinaus wird die interdisziplinäre Zusammenarbeit mit den Bereichen Medizin und Pflege erläutert. Durch die Analyse dieser Handlungsfelder sollen praxisrelevante Erkenntnisse gewonnen werden, die dazu beitragen, die soziale Versorgung von Demenzkranken und ihren Angehörigen zu optimieren und ihre Lebensqualität nachhaltig zu verbessern.

Abschließend werden im Fazit die wichtigsten Erkenntnisse zusammengefasst. Es erfolgt ein Ausblick auf zukünftige Entwicklungen und Herausforderungen in der sozialarbeiterischen Arbeit mit Demenzpatienten und Patientinnen. Dabei werden auch mögliche Ansätze für die weitere Forschung und Praxisentwicklung aufgezeigt, um den kontinuierlichen Verbesserungsprozess in diesem sensiblen Arbeitsfeld voranzutreiben. Die Bachelorarbeit soll somit nicht nur einen Beitrag zum aktuellen Diskurs leisten, sondern auch Impulse für eine nachhaltige Weiterentwicklung der Sozialen Arbeit in der Altenhilfe geben.

2 Bedeutung und Entwicklung der Sozialen (Alten-) Arbeit

Die Soziale Arbeit hat sich historisch und systematisch als ein Berufsfeld etabliert, das sich auf die Unterstützung und Verbesserung der Lebensbedingungen benachteiligter und vulnerabler Bevölkerungsgruppen konzentriert. Die International Federation of Social Workers (IFSW) definiert folgenden Rahmen für die Soziale Arbeit: „Soziale Arbeit als Beruf (…) befähigt die Menschen, in freier Entscheidung ihr Leben besser zu gestalten" (DBSH, 2016). Grundlagen der Sozialen Arbeit sind die Menschenrechte und das Prinzip der sozialen Gerechtigkeit.

Die Arbeit mit älteren Menschen wurde lange Zeit vor allem in den Bereichen Medizin und Pflege angesiedelt. Im Laufe der Zeit ist jedoch zunehmend deutlich geworden, dass die mit dem Alter zusammenhängenden Probleme auch Thema der Sozialen Arbeit sind. Das Ziel der Sozialen Arbeit ist es, die Selbstbestimmung, Eigenständigkeit und Teilhabe der älteren Menschen so lange wie möglich zu erhalten und zu fördern. Es geht darum, die Lebensqualität der Betroffenen zu verbessern und ihnen ein würdiges Leben zu ermöglichen. Durch die demographischen Veränderungen und die steigende Lebenserwartung gewinnt die Altenarbeit zunehmend an Relevanz. Konkrete Aufgaben der Sozialen Altenarbeit sind die Unterstützung und Begleitung älterer Menschen, die aufgrund ihres Alters, gesundheitlicher Einschränkungen oder sozialer Isolation auf Hilfe angewiesen sind. Die soziale Altenarbeit verbindet hierbei psychosoziale Beratung, Betreuung und Pflegekoordination (Meyer, 2019, 17).

Historisch betrachtet hat die soziale Altenarbeit ihre Wurzeln in der Wohlfahrtspflege des 19. und frühen 20. Jahrhunderts. Mit dem Aufkommen des Sozialstaats und der Etablierung umfassender Sozialversicherungssysteme gewann die professionelle Altenarbeit an Bedeutung. Insbesondere nach dem Zweiten Weltkrieg wurde die Altenhilfe systematisch ausgebaut, um den wachsenden Bedürfnissen einer alternden Bevölkerung gerecht zu werden. In den 1960er und 1970er Jahren begann die Sozialarbeit, sich stärker zu professionalisieren, und spezialisierte sich zunehmend auf besondere Zielgruppen, darunter auch ältere Menschen (Meyer, 2019, 18).

In den letzten Jahrzehnten hat sie sich weiterentwickelt und diversifiziert. Moderne Ansätze betonen die Bedeutung von Partizipation, Empowerment und einer lebensweltorientierten Unterstützung älterer Menschen. Dabei wird ein ganzheitlicher Ansatz verfolgt, der nicht nur die physischen, sondern auch die psychosozialen Bedürfnisse der Betroffenen berücksichtigt. Diese

Entwicklung spiegelt sich auch in der zunehmenden Akademisierung und Spezialisierung der Sozialen Arbeit wider, die zu einer höheren Professionalität und Qualität der Dienstleistungen führt (Meyer, 2019, 20).

Die Entwicklung der Sozialen Altenarbeit ist auch durch die Anpassung an neue Herausforderungen geprägt. Die steigende Zahl an Demenzerkrankungen und die damit verbundenen besonderen Bedürfnisse der Betroffenen erfordern spezialisierte Ansätze und Kenntnisse. Die Soziale Arbeit spielt hier eine zentrale Rolle, indem sie nicht nur die Betroffenen, sondern auch deren Angehörige unterstützt und entlastet. Dies umfasst Beratungsangebote, die Organisation von Selbsthilfegruppen und die Vermittlung von Pflege- und Betreuungsleistungen.

Ein weiteres wichtiges Element in der Entwicklung der sozialen Altenarbeit ist die verstärkte Einbindung in interdisziplinäre Teams. Die Zusammenarbeit mit medizinischen Fachkräften, Psychologen/Psychologinnen und Pflegekräften ist unerlässlich, um eine umfassende und integrierte Versorgung der älteren Menschen zu gewährleisten. Dies trägt dazu bei, die Qualität der Betreuung zu verbessern und die Ressourcen effizient zu nutzen (Meyer, 2019, 20).

Zusammenfassend lässt sich feststellen, dass die soziale Altenarbeit eine zentrale Rolle in der Gesellschaft spielt und sich kontinuierlich weiterentwickelt, um den wachsenden und sich verändernden Bedürfnissen der alternden Bevölkerung gerecht zu werden. Die Bedeutung dieser Arbeit liegt in der Verbesserung der Lebensqualität älterer Menschen, der Förderung ihrer Autonomie und der Unterstützung ihrer sozialen Teilhabe. Die historische Entwicklung zeigt, dass sich die soziale Altenarbeit von der wohlfahrtsstaatlichen Hilfe hin zu einer professionell organisierten und spezialisierten Disziplin entwickelt hat, die eine wesentliche Säule der sozialen Sicherungssysteme darstellt.

3 Definition von Demenz

3.1 Definition

Demenz, gemäß der ICD-10-Klassifikation, beschreibt eine erworbene Störung des Gehirns, die zu einer Beeinträchtigung des Gedächtnisses und mindestens einer weiteren kognitiven Funktion führt, wie beispielsweise der Sprache, des Denkvermögens oder der räumlichen Wahrnehmung. Diese Beeinträchtigungen manifestieren sich in einer Behinderung der Betroffenen im beruflichen und/oder privaten Alltagsleben. Zusätzlich zu den kognitiven Symptomen treten oft auch Veränderungen der Persönlichkeit und des Verhaltens auf. Um als Demenz klassifiziert zu werden, muss die Störung seit mindestens sechs Monaten bestehen und darf nicht ausschließlich im Rahmen eines Delirs auftreten.

Die genannte Definition hat jedoch einige Schwächen: Manche Demenzerkrankungen zeigen zu Beginn keine primäre Beeinträchtigung des Denkens, sondern eher eine Veränderung der Persönlichkeit. Außerdem ist eine Gedächtnisstörung zwar häufig, aber nicht immer ein zwingendes Symptom von Demenz. Bei einigen Krankheiten kann das Gedächtnis sogar im frühen Stadium kaum betroffen sein. Schließlich kann Demenz bereits innerhalb weniger als sechs Monate zum Tod führen (Schmidtke, 2006, 12).

Eine "Leichte Kognitive Störung" oder Mild Cognitive Impairment (ICD 10: F06.7) ist eine erworbene Beeinträchtigung der kognitiven Funktionen, die allmählich fortschreitet und wahrscheinlich auf organische Ursachen zurückzuführen ist. Diese Störung führt zu minimalen Einschränkungen im täglichen Leben. Häufig steht eine Gedächtnisbeeinträchtigung im Vordergrund und es wird oft angenommen, dass MCI ein frühes Stadium einer Demenzerkrankung darstellt. Die Abgrenzung zwischen MCI und Demenz ist jedoch nicht immer eindeutig, da die Anforderungen des täglichen Lebens für verschiedene Personen variieren können.

Der Terminus "familiäre Demenzerkrankung" wird angewendet, wenn in zwei oder drei aufeinanderfolgenden Generationen mindestens drei Fälle von Demenz auftreten. Es ist zu beachten, dass dieser Begriff keine klare Definition hat und nicht automatisch darauf hinweist, dass die Erkrankung auf eine genetische Veranlagung, ein bekanntes Vererbungsmuster oder eine spezifische Genmutation zurückzuführen ist. Sporadische Demenzerkrankungen sind nicht vererbt, aber viele Fälle zeigen dennoch eine familiäre Häufung, ohne dass ein bekanntes Vererbungs-muster identifiziert werden kann. In solchen Fällen können unbekannte oder bekannte geneti-sche Merkmale vorliegen, die das individuelle Risiko beeinflussen (Schmidtke, 2006, 13).

3.2 Epidemiologie

Demenzerkrankungen sind vorwiegend altersbedingte Störungen, das heißt, ihre Häufigkeit nimmt exponentiell mit dem Alter zu. Dies trifft insbesondere auf die Alzheimer-Krankheit zu, die für etwa zwei Drittel aller Demenzfälle verantwortlich ist. Die Frontotemporale Demenz (Schädigung von Nervenzellen im Stirnhirn und Schläfenlappen) tritt durchschnittlich zwei Jahrzehnte früher auf als die Alzheimer-Demenz, meistens vor dem 65. Lebensjahr; sie erreicht ihren Höhepunkt im sechsten Lebensjahrzehnt, bevor die Inzidenz wieder deutlich abnimmt. Neben einem hohen Lebensalter stellt auch Bluthochdruck einen bedeutenden Risikofaktor für Demenzerkrankungen dar, insbesondere in Verbindung mit einer vaskulären Enzephalopathie durch Arteriosklerose hervorgerufenen Erkrankung des Gehirns.

Aufgrund der demographischen Entwicklung nimmt die Häufigkeit von Demenzerkrankungen kontinuierlich zu. Bis Ende 2021 waren in Deutschland fast 1,8 Millionen Menschen von De-menz betroffen und im Verlauf des Jahres 2021 erkrankten etwa 440.000 weitere Personen neu daran. Die Alzheimer-Krankheit ist die führende Ursache für Demenz und sie macht etwa 60 bis 65 Prozent aller nicht umkehrbaren Demenzerkrankungen aus. Etwa dreißig Prozent der Westeuropäer*innen, die das 65. Lebensjahr erreichen, werden im Laufe ihres Lebens von einer Demenzerkrankung betroffen sein (Schmidtke, 2006, 14).

In Bezug auf die Häufigkeit von Demenzerkrankungen ist anzumerken, dass das zentrale Ner-vensystem, insbesondere das Gehirn, eine breite Palette degenerativer Erkrankungen erleiden kann. Dies lässt sich möglicherweise auf die hohe Aktivität und den hohen Stoffwechsel der Neuronen zurückführen, was zu einer erheblichen Belastung der Enzymsysteme führt und die Entstehung schädlicher Metaboliten begünstigt. Da Neuronen in der Hirnrinde des Erwachse-nen eine begrenzte Regenerationsfähigkeit aufweisen, können sich diese schädlichen Metabo-liten in den Neuronen ansammeln, da das Gewebe nicht effektiv regeneriert wird. Neben der Alzheimer-Krankheit existieren etwa 15 weitere degenerative Erkrankungen des Gehirns, die zu einer Demenz führen können (Schmidtke, 2006, 14).

3.3 Formen der Demenz

Demenzerkrankungen sind in zwei Hauptkategorien unterteilt: Primäre Demenzen machen den Großteil, etwa 90 Prozent, aller Demenzfälle aus, während sekundäre Demenzen nur etwa 10 Prozent ausmachen. Primäre Demenzen haben ihre Ursache direkt in Veränderungen im Gehirn, während sekundäre Demenzen indirekt durch äußere Einflüsse wie Medikamente, Alkoholmissbrauch oder schädliche Umwelteinflüsse ausgelöst werden (Kastner, Schraut & Löbach, 2022, 39).

Unter den primären Demenzen sind neurodegenerative Demenzen besonders häufig. Diese entstehen durch den fortschreitenden Verlust von Nervenzellen im Gehirn. Beispiele für neurodegenerative Demenzen sind die Alzheimer-Krankheit, die Frontotemporale Demenz, die Lewy-Körper-Demenz und die Parkinson-Demenz. Eine weitere Form primärer Demenzen ist die vaskuläre Demenz, die durch Störungen der Hirndurchblutung verursacht wird (Kastner, Schraut & Löbach, 2022, 39).

Die Alzheimer-Demenz ist die am häufigsten vorkommende Form und wird durch den progressiven Verlust von Nervenzellen im Gehirn verursacht. Ein charakteristisches Merkmal ist der frühe Verlust des Kurzzeitgedächtnisses, insbesondere bei älteren Menschen. Die Frontotemporale Demenz betrifft hauptsächlich den Stirn- und Schläfenbereich des Gehirns und äußert sich vor allem in Veränderungen der Persönlichkeit und des sozialen Verhaltens (unter anderem Apathie, Enthemmung, Verlust von Empathie, zwanghaftes Verhalten, motorische Unruhe) sowie in Sprachproblemen. Viele Erkrankte wirken körperlich gesund. Die Lewy-Körper-Demenz ist durch das Vorhandensein von Lewy-Körperchen gekennzeichnet, die den Nervenzellabbau in der Hirnrinde verursachen. Typische Symptome sind optische Halluzinationen und motorische Störungen. Die Parkinson-Demenz tritt bei einer beträchtlichen Anzahl von Parkinson-Patienten/Patientinnen und äußert sich oft in einer begleitenden Demenz. Die vaskuläre Demenz wird durch Schädigungen des Hirngewebes aufgrund von Durchblutungsstörungen verursacht. Im Gegensatz zu den neurodegenerativen Demenzen entwickelt sich die vaskuläre Demenz schubweise und kommt oft plötzlich zum Ausbruch. Sekundäre Demenzen werden durch äußere Einflussfaktoren wie Medikamente oder Alkoholmissbrauch hervorgerufen. Ihre Behandlung ist individuell und bietet – im Gegensatz zu den primären Demenzen, die irreversibel sind - oft gute Heilungschancen (Hartje & Poeck, 2006, 427).

3.4 Symptome der Demenz

Demenz ist kein homogenes Krankheitsbild, sondern ein klinisches Syndrom, das eine Reihe von Symptomen umfasst und auf das Vorhandensein einer chronischen Hirnerkrankung, die wie oben aufgezeigt verschiedene Ursachen haben kann, hinweist. Neben den verschiedenen Demenzformen können sich der Verlauf und die Symptomatik bei jedem Demenzpatienten und Patientinnen erheblich unterscheiden. Dies bedeutet nicht, dass die gemeinsamen Merkmale der Erkrankung ignoriert werden, sondern dass keine universellen Aussagen für alle Betroffenen gemacht werden können. Selbst im individuellen Krankheitsverlauf eines Demenzpatienten und Patientinnen kann die Symptomatik stark variieren. Demenz ist eine fortschreitende Erkrankung, bei der sich die Symptome im Laufe der Zeit stetig verändern. Sogar im Tagesverlauf können deutliche Schwankungen auftreten, wie beispielsweise eine verstärkte Unruhe und Bewegungsdrang am Abend und in der Nacht, bekannt als „sun-downing" (Haberstroh, Neumeyer & Pantel, 2016, 3).

Im Folgenden wird auf die Symptome der Alzheimer-Demenz sowie der vaskulären Demenz näher eingegangen, weil anhand dieser beiden Formen charakteristische Unterschiede im Verlauf aufgezeigt werden können. Der Verlauf der Alzheimer-Demenz ist langsam progredient, was bedeutet, dass sich die Symptome allmählich, aber konstant verschlechtern. Anfangs sind die Symptome nur leicht ausgeprägt. In der Prodromalphase, die der eigentlichen Manifestation der Krankheit vorausgeht, können nicht-kognitive Symptome wie Depression, Apathie oder Schwindel auftreten. In etwa der Hälfte der Fälle sind die ersten Anzeichen der Erkrankung Beeinträchtigungen des Gedächtnisses sowie der zeitlichen und räumlichen Orientierung (Haberstroh et al., 2016, 4).

Im Verlauf der Krankheit treten weitere kognitive Störungen auf, wie Schwierigkeiten bei der Wortfindung, beeinträchtigte Fähigkeit, komplexe Denkvorgänge auszuführen, Aufmerksamkeitsdefizite und Probleme beim Planen und Lösen von Problemen. Mit dem Fortschreiten der Erkrankung nimmt die Selbstständigkeit im täglichen Leben deutlich ab. Neben diesen kognitiven Symptomen gibt es auch eine Reihe nicht-kognitiver Auffälligkeiten (Haberstroh et al., 2016, 4). Diese Symptome spielen bei der Diagnosestellung zwar eine untergeordnete Rolle, werden jedoch in der häuslichen und stationären Pflege oft als wesentliche Belastung erlebt und führen eher zur Verlegung in Pflegeeinrichtungen als die kognitiven

Symptome. Im fortgeschrittenen Stadium der Erkrankung treten Inkontinenz von Blase und Darm, Verlust des Sprachvermögens und häufig Bettlägerigkeit auf. Plateauphasen mit scheinbarer Stagnation der Krankheit können zu jedem Zeitpunkt des Verlaufs auftreten. Die Krankheitsdauer variiert stark zwischen den Individuen und liegt im Durchschnitt zwischen fünf und acht Jahren, kann aber auch nur ein Jahr oder bis zu 20 Jahre betragen.

Während sich die Alzheimer-Demenz, abgesehen von Plateauphasen, annähernd linear verschlechtert, verläuft die vaskuläre Demenz oft in Stufen. Hirninfarkte, ob klein oder groß, führen zu einer massiven Verschlechterung der Symptomatik, gefolgt von einer teilweisen Erholung, bis der nächste Infarkt auftritt. Die kognitiven Störungen der vaskulären Demenz sind äußerst heterogen und abhängig vom betroffenen Hirnareal. Trotz klar definierter Unterschiede im Krankheitsverlauf sind die beiden häufigsten Formen von Demenz, die Alzheimer-Krankheit und die vaskuläre Demenz, klinisch oft nur schwer voneinander zu unterscheiden (Haberstroh et al., 2016, 5).

3.5 Diagnose

Wenn der Verdacht auf das Vorliegen einer Demenzerkrankung besteht, ist es sinnvoll, zunächst einen sogenannten Demenz-Test durchzuführen. Demenz-Tests gehören zur Kategorie der psychometrischen Tests. Sie bewerten die geistige Leistungsfähigkeit einer Person und geben Aufschluss darüber, ob sie im normalen Bereich liegt oder ob es Anzeichen für eine Einschränkung durch Demenz gibt. Solche Tests sind kurz und unkompliziert, sollten jedoch von Fachpersonal durchgeführt werden. Der erste Ansprechpartner ist in der Regel der Hausarzt, der den Patienten und Patientinnen dann gegebenenfalls an einen Neurologen überweist. Ein Demenztest hat das Ziel, einen ersten Verdacht zu überprüfen. Wenn ein Testergebnis Anzeichen für eine Demenz zeigt, sollte ein Arzt aufgesucht werden, der eine gezielte professionelle Diagnostik durchführen kann (Metzen-Philipp, 2015, 20).

Die Diagnose einer Demenz basiert hauptsächlich auf den beobachteten klinischen Symptomen. Dabei ist es wichtig zu berücksichtigen, wie sich diese Symptome im Laufe der Zeit entwickelt haben beziehungsweise entwickeln, seit wann sie bestehen, ob sie plötzlich auftreten, ob sie allmählich zunehmen oder konstant bleiben. Ein ausführliches ärztliches Gespräch ist entscheidend für die Diagnosestellung. Da der Erkrankte häufig keine Krankheitseinsicht hat und sein Umfeld für entstandene Fehler verantwortlich macht, ist es unbedingt erforderlich, die

Angehörigen und enge Bezugspersonen in die Anamnese einzubeziehen. Auch das Erkennen weiterer Symptome wie Depressionen, Wahnvorstellungen oder Unruhe spielt eine Rolle. Darüber hinaus gehört eine körperliche Untersuchung zur Diagnostik. Die beobachtbaren Symptome sowie Einschränkungen im Alltag ermöglichen es dem Arzt, die Ursache der Demenz festzustellen und in diesem Zusammenhang eventuelle Differentialdiagnosen (u.a. schwere Depression mit vorübergehender kognitiver Beeinträchtigung, Delir) auszuschließen (Haberstroh, Neumeyer & Pantel, 2016, 5).

Neben dem ärztlichen Gespräch und der körperlichen Untersuchung werden zusätzliche Untersuchungen empfohlen, darunter psychometrische Tests zur Bewertung des Schweregrads der Demenz und der kognitiven Störungen, Blutuntersuchungen sowie bildgebende Untersuchungen des Gehirns. Diese Zusatzuntersuchungen ermöglichen eine präzisere Diagnose und gezielte therapeutische Maßnahmen. Sie dienen vor allem auch dazu, andere Erkrankungen auszuschließen, die die Hirnfunktion beeinträchtigen könnten, wie zum Beispiel einen Hirntumor. Sollte nach den Basisuntersuchungen noch keine endgültige Diagnose gestellt werden können, stehen weitergehende Untersuchungen zur Verfügung, unter anderem spezielle bildgebende Verfahren zur Darstellung der Hirnfunktionen oder eine Lumbalpunktion. Mit Fortschritten in der Erforschung wirksamerer Therapien für verschiedene Formen von Demenz werden diese spezialisierten Untersuchungen voraussichtlich an Bedeutung gewinnen. Nach erfolgter Diagnosestellung sind regelmäßige ärztliche Untersuchungen wichtig, um die Medikamentenbehandlung zu überwachen und bei plötzlichen Veränderungen im klinischen Bild eine Einschätzung vornehmen zu können. Wenn neue Symptome auftreten oder sich der Zustand schnell verschlechtert, sollte ebenfalls eine Vorstellung beim Arzt erfolgen (Haberstroh, Neumeyer & Pantel, 2016, 6).

3.6 Risikofaktoren

Wie oben bereits Im Kapitel 3.2 erwähnt, sind in den meisten Fällen neurodegenerative Erkrankungen oder Durchblutungsstörungen im Gehirn die Ursache für das Auftreten einer Demenz. Seltenere Ursachen sind neurologische Erkrankungen wie zum Beispiel Chorea Huntington, Parkinson oder Stoffwechselstörungen wie zum Beispiel Diabetes, Tumore, Kopfverletzungen sowie Infektionen. Ebenfalls selten spielen Medikamente, Vitaminmangel oder Hormonmangel eine Rolle. Bekannte Risikofaktoren für Demenz sind Alter, Geschlecht, genetische

Veranlagung, Ernährung, Alkoholkonsum, Depression und Rauchen (Wallesch & Förstl, 2017, 26). Das Alter ist der größte Risikofaktor für Demenz. Das Risiko steigt in der zweiten Lebenshälfte stark an und über 90-Jährige haben eine deutlich höhere Demenzrate als 65- bis 69-Jährige. Frauen sind häufiger von einer Demenzerkrankung betroffen, was auf die längere Lebenserwartung und hormonelle Faktoren zurückzuführen ist. Genetische Faktoren spielen hierbei auch eine Rolle. Das Risiko erhöht sich, wenn enge Verwandte betroffen sind und es gibt seltene erbliche Formen von Alzheimer, die schon in jüngeren Jahren auftreten.

Während die eben genannten Faktoren nicht beeinflussbar sind, besteht bei den nachfolgenden die Möglichkeit, bis zu einem gewissen Grad selbst Einfluss zu nehmen. Geringe geistige Aktivität und soziale Isolation können das Demenzrisiko erhöhen. Übermäßiger Alkoholkonsum, Bluthochdruck, Fettstoffwechselstörungen, Diabetes, Übergewicht und Rauchen begünstigen ebenfalls das Auftreten einer Demenz. Hier besteht ein enger Zusammenhang mit dem Risiko für Herz-Kreislauf-Erkrankungen (Metzen-Philipp, 2015, 30).

3.7 Therapie

3.7.1 Medikamentöse Therapie

Die Alzheimer-Krankheit ist durch Veränderungen in zwei chemischen Signalübertragungssystemen gekennzeichnet, die zur Ausprägung der Symptome beitragen. Der Rückgang von Nervenzellen in einem spezifischen Bereich des Stirnhirns führt zu einem Mangel an Acetylcholin, während der Verfall von Nervenzellen in der Hirnrinde eine übermäßige Freisetzung von Glutamat verursacht. Medikamente können teilweise dazu beitragen, diese Veränderungen zu korrigieren und dadurch die kognitiven Symptome zu lindern und das Fortschreiten der Erkrankung zu verzögern. Medikamente zur Verbesserung der kognitiven Leistungsfähigkeit und zur Bewältigung der täglichen Aufgaben zielen darauf ab, entweder den Acetylcholinmangel auszugleichen, wie es bei Cholinesterase-Hemmern wie Donepezil, Galantamin und Rivastigmin der Fall ist, oder der übermäßigen Glutamatfreisetzung entgegenzuwirken, was durch Memantine erreicht wird.

Cholinesterase-Hemmer werden typischerweise in den frühen bis mittleren Stadien der Alzheimer-Krankheit eingesetzt. Während der ersten neun bis zwölf Monate der Behandlung kann eine leichte Verbesserung der kognitiven Funktionen beobachtet werden, die jedoch später auf das Ausgangsniveau zurückfällt. Die Fähigkeit zur Bewältigung alltäglicher Aufgaben bleibt in der Regel während der Behandlung besser erhalten als es ohne Therapie der Fall wäre. Memantine, dass die Nervenzellen vor der übermäßigen Glutamatfreisetzung schützt, wird hingegen bei mittelschweren bis schweren Stadien der Alzheimer-Krankheit eingesetzt und verlangsamt den Krankheitsverlauf bei den behandelten Patienten (Metzen-Philipp, 2015, 24). Eine sorgfältige individuelle Überwachung ist wichtig, um die Reaktion des Patienten und Patientinnen auf das jeweilige Medikament zu beurteilen und eventuelle Nebenwirkungen festzustellen.

Bei vaskulären Demenzen liegt der Schwerpunkt auf der Behandlung der zugrunde liegenden Durchblutungsstörungen, einschließlich der Kontrolle von Bluthochdruck, Diabetes und Übergewicht. Da häufig Mischformen von Alzheimer und vaskulärer Demenz auftreten, muss dies bei der medikamentösen Therapie berücksichtigt werden. Primäre Demenzen können nicht geheilt werden. Im Gegensatz sind sekundäre Demenzen Folgeerscheinungen anderer Erkrankungen, zum Beispiel einer Stoffwechselerkrankung oder eines Vitaminmangelzustandes. Hier muss die Grunderkrankung behandelt werden und die Demenz ist dadurch gut behandelbar und oft sogar heilbar (Metzen-Philipp, 2015, 25).

3.7.2 Nicht-medikamentöse Behandlungsformen

Die nicht-medikamentöse Therapie von Demenz umfasst ein breites Spektrum an Ansätzen, die darauf abzielen, die Lebensqualität der Betroffenen zu verbessern und ihre Selbstständigkeit zu fördern. Diese Therapien sind von entscheidender Bedeutung, da sie dazu beitragen können, die kognitiven und körperlichen Fähigkeiten der Patient*innen zu erhalten und ihr soziales Leben zu unterstützen.

Ergotherapie und Physiotherapie spielen eine zentrale Rolle bei der Erhaltung motorischer Fähigkeiten und der Bewältigung alltäglicher Aufgaben. Durch gezielte Übungen und Trainingseinheiten wird versucht, die Selbstständigkeit der Demenzerkrankten so lange wie möglich aufrechtzuerhalten. Mit dem Fortschreiten der Krankheit verschiebt sich der Fokus auf die Verbesserung der Körperwahrnehmung und die Förderung einfacher Bewegungsabläufe.

Milieutherapie konzentriert sich auf die Gestaltung der Umgebung der Betroffenen. Die Umwelt soll so gestaltet werden, dass sie an die Bedürfnisse und Fähigkeiten der Erkrankten angepasst ist. Dadurch wird ein sicheres und unterstützendes Umfeld geschaffen. Dies wiederum trägt dazu bei, das Wohlbefinden der Erkrankten zu steigern und ihnen mehr Selbstständigkeit zu ermöglichen.

Eine Verhaltenstherapie kommt vor allem im frühen Stadium der Erkrankung in Frage, wenn die Betroffenen häufig unter Ängsten und Depressionen leiden. Eine Verhaltenstherapie hat das Ziel, den Patienten dabei zu unterstützen, die Krankheit zu akzeptieren und Strategien zu entwickeln, um mit den Veränderungen im Alltag umzugehen. Jedoch muss auch im frühen Stadium der Demenz die Therapie so abgewandelt werden, dass der Patient nicht überfordert wird (kleine Teilschritte, einfache Sprache, alltagsbezogene Ziele, konkrete Beispiele, übersichtliches Therapiematerial mit schriftlichen Aufzeichnungen).

Kognitives Training und Gedächtnistraining sind darauf ausgerichtet, die geistigen Fähigkeiten der Betroffenen zu erhalten und zu verbessern. Durch regelmäßige Übungen können kognitive Defizite verlangsamt und die Lebensqualität erhöht werden. Kunsttherapie und Musiktherapie bieten kreative Ausdrucksmöglichkeiten, um die motorischen Fähigkeiten zu fördern und positive Emotionen zu erzeugen. Diese Therapieformen ermöglichen den Demenzerkrankten, sich auszudrücken und Freude zu erleben.

Die Selbsterhaltungstherapie (SET) konzentriert sich darauf, die Kommunikation und den Alltag der Patient*innen an ihre aktuellen Fähigkeiten anzupassen, um ihr Selbstbild und ihre Wahrnehmung zu erhalten. Durch einen respektvollen Umgang und die Förderung der Selbstständigkeit wird versucht, die Lebensqualität zu verbessern. Logopädie spielt eine wichtige Rolle bei der Bewältigung von Kommunikationsproblemen und Schluckstörungen, die im Verlauf der Demenzerkrankung auftreten können. Durch gezielte sprachtherapeutische Maßnahmen wird versucht, die Lebensqualität der Betroffenen zu verbessern und ihre Fähigkeit zur Teilnahme am sozialen Leben zu unterstützen.

Insgesamt tragen diese nicht-medikamentösen Therapien dazu bei, die Lebensqualität von Demenzkranken zu verbessern und ihre Selbstständigkeit zu fördern. Sie sollten daher frühzeitig im Behandlungsplan integriert werden, um ihre volle Wirkung entfalten zu können. Dadurch kann eine umfassende Unterstützung und langfristig positive Wirkung auf den Krankheitsverlauf erreicht werden (Feldbecker, Limmroth & Tettenborn, 2019, 29).

3.8 Betreuungs- und Unterbringungsformen

Die Betreuung von Demenzkranken umfasst verschiedene Formen, die je nach individuellen Bedürfnissen und Umständen gewählt werden können. Die Betreuung zu Hause stellt hohe Anforderungen an pflegende Angehörige und erfordert ein beträchtliches Maß an Belastbarkeit und mentaler Stärke. Es ist wichtig, dass pflegende Angehörige Unterstützung suchen und in Anspruch nehmen, wobei verschiedene Entlastungsmöglichkeiten zur Verfügung stehen, einschließlich Pflegeleistungen der Pflegekasse, ambulanter Demenz-Pflegedienste, stundenweiser Betreuung sowie Möglichkeiten der Ersatzpflege wie Kurzzeitpflege und Verhinderungspflege. Die teilstationäre Betreuung in Tagesgruppen bietet strukturierte Abläufe und Aktivitäten, die den Betroffenen Halt und Sicherheit geben und sowohl Pflege- als auch Therapieangebote umfassen, um die kognitiven Fähigkeiten der Betroffenen zu fördern. Stationäre Betreuung in Pflegeheimen oder Wohngruppen ist auf die besonderen Anforderungen der Demenzbetreuung spezialisiert, wobei ambulante Demenz-Pflegedienste spezialisierte Pflegekräfte beschäftigen, die den Bedürfnissen der Demenzbetreuung gerecht werden. Betreutes Wohnen in ambulant betreuten Wohngemeinschaften bietet eine Alternative zum Pflegeheim, bei der Demenzerkrankte gemeinsam leben und von einem ambulanten Pflegedienst betreut werden. Unabhängig vom Betreuungskontext übernimmt die Soziale Arbeit das Fallmanagement, das eine umfassende Begleitung und Koordination aller notwendigen Maßnahmen und Dienstleistungen umfasst, die auf die individuellen Bedürfnisse der Demenzkranken und ihrer Familien abgestimmt sind. Ein wesentlicher Aspekt ist die Beratung und Aufklärung über die Krankheit, vorhandene Hilfsangebote und rechtliche Aspekte, um den Betroffenen und ihren Familien die Orientierung und Planung zu erleichtern. Durch individuelle Betreuung, angepasste Aktivitäten und die Gestaltung einer unterstützenden Umgebung trägt die Soziale Arbeit dazu bei, die Lebensqualität von Demenzkranken zu verbessern. Mithilfe des Empowerment-Ansatzes werden die Selbstbestimmung und Kontrolle der Betroffenen über ihr eigenes Leben gefördert. Neben der persönlichen Unterstützung der Klienten und Klientinnen gehört die Förderung von Netzwerken und Selbsthilfegruppen zu den Aufgaben der Sozialen Arbeit (Schilder & Metzen, 2022, 165).

4 Ethische und rechtliche Grundlagen

Ethik spielt eine zentrale Rolle in der Betreuung von Menschen mit Demenzerkrankungen, da diese eine Vielzahl von ethischen Fragestellungen und Konflikten aufwirft, selbst unter optimalen pflegerischen Bedingungen. Diese Herausforderungen ähneln oft denen bei anderen schweren Erkrankungen oder der Betreuung von Personen mit geistiger Beeinträchtigung. Dennoch können spezifische Unterschiede aufgrund der emotionalen Belastung und der langfristigen Pflegebedürftigkeit im Verlauf der Krankheit auftreten.

Das übergeordnete Ziel der Betreuung von Demenzkranken besteht darin, ihre Teilhabe am täglichen Leben zu fördern und gleichzeitig ihre Autonomie, Würde und Lebensqualität zu bewahren, soweit dies im Rahmen der Krankheit möglich ist. Einschränkungen können aus unterschiedlichen Gründen entstehen, wie etwa divergierenden Interessen, begrenzten Ressourcen und verschiedenen Auffassungen von Würde und Angemessenheit. Ethische Konflikte können zwischen Patient*innen und ihren Angehörigen, zwischen medizinischem Personal und Angehörigen sowie zwischen dem aktuellen und mutmaßlichen früheren Willen des Patient*innen entstehen (Schmidtke, 2006, 217).

In der Pflege von Demenzkranken stehen Pflegekräfte oft vor schwierigen Entscheidungen, bei denen sie zwischen direktem Eingreifen und einfühlsamer Begleitung abwägen müssen. Beispielsweise stellt sich die Frage, ob es dem Anspruch auf Würde besser entspricht, einem Patient*in regelmäßige Körperpflege anzubieten oder ihm die Möglichkeit zu geben, dies abzulehnen. Die Berücksichtigung des mutmaßlichen früheren Willens des Patienten und Patientinnen im Vergleich zu seiner aktuellen Einstellung kann ebenfalls zu ethischen Dilemmata führen. Die Verteilung der Entscheidungsgewalt zwischen dem des Patienten und Patientinnen, seinen Angehörigen und professionellem Pflegepersonal ist von großer Bedeutung. Einige ethische Problemfelder, wie etwa Stigmatisierung und die Inanspruchnahme fachärztlicher Diagnostik und Therapie, werden im Folgenden näher betrachtet (Schmidtke, 2006, 218)

Die rechtliche Grundlage im Kontext von Demenzerkrankungen ist vielschichtig und mitunter komplex. Demenz führt nicht zwangsläufig zur Geschäftsunfähigkeit, was bedeutet, dass Personen mit Demenz nicht automatisch ihre rechtliche Handlungsfähigkeit verlieren. Bis 1992 existierte die Praxis der Entmündigung, die dann durch das Betreuungsrecht ersetzt wurde. Der

Fokus heutzutage liegt darauf, die Autonomie der Erkrankten so weit wie möglich zu erhalten. Die rechtlichen Grundlagen passen sich dabei dem individuellen geistigen Zustand der Erkrankten an, das heißt nur in den Bereichen, in denen der Patient*in nicht mehr selbstständig entscheiden kann, wird für ihn entschieden. Ein Schlüsselelement sind Vorsorgevollmachten und Betreuungsverfügungen. Diese ermöglichen es den Betroffenen, im Voraus individuelle Wünsche festzulegen. Wichtige Aspekte im Bereich der rechtlichen Grundlagen sind das Wahlrecht, die Teilnahme am Straßenverkehr und die Regelung von Bankgeschäften. In diesen Bereichen gibt es spezielle Regelungen, damit die Sicherheit und Teilhabe am öffentlichen Leben gewährleistet und das Vermögen der Betroffenen geschützt wird (Schmidtke, 2006, 218).

Wie oben bereits erwähnt, werden zwei wichtige Dokumente unterschieden: In der Vorsorgevollmacht regelt man im Vorfeld, wer im Fall einer schweren Erkrankung für einen handeln soll. In der Betreuungsverfügung legt man fest, wer der eigene Betreuer bzw. die Betreuerin sein soll. Fehlen solche Vorsorgedokumente, kann das Betreuungsgericht eine gesetzliche Betreuung anordnen, die sich an den Bedürfnissen der betroffenen Person orientiert.

In der Vorsorgevollmacht legt eine – im Idealfall noch gesunde - Person im Vorfeld fest, wer sie im Falle einer schweren Erkrankung rechtlich vertreten soll. Dieses Dokument hat bei einer Demenzerkrankung einen wichtigen Stellenwert, da die Diagnose Demenz oft mit einer Einschränkung der Entscheidungs- und Geschäftsfähigkeit einhergeht. Es ist unter bestimmten Umständen möglich, eine Vorsorgevollmacht auch bei bereits bestehender Demenz auszustellen, sofern ein Arzt bestätigt, dass die betroffene Person bei klarem Bewusstsein die Entscheidung zur Bevollmächtigung einer Vertrauensperson in rechtlichen Angelegenheiten getroffen hat. Im Gegensatz zu einem gesetzlichen Betreuer*in ist eine durch eine Vorsorgevollmacht bevollmächtigte Person nicht rechenschaftspflichtig gegenüber dem Betreuungsgericht. Allerdings kann die Vollmacht widerrufen werden, wenn der Bevollmächtigte seine Pflichten vernachlässigt oder missbraucht.

Betreuungsverfügungen ermöglichen es einer Person, eine andere Person zu benennen, die im Falle ihrer eigenen Entscheidungsunfähigkeit als Betreuer*in fungieren soll. Das Gericht prüft dann, ob die Bestellung eines Betreuers erforderlich ist und ob die vorgeschlagene Person dafür geeignet ist. Im Gegensatz zur Vorsorgevollmacht steht die Betreuung unter gerichtlicher Aufsicht, was bedeutet, dass das Gericht die Handlungen des Betreuers überwacht, um sicherzustellen, dass im besten Interesse des Betroffenen gehandelt wird.

Ein drittes wichtiges Dokument sind Patientenverfügungen, die im späteren Verlauf einer Demenzerkrankung von großer Bedeutung sein können. Sie regeln im Voraus, welche medizinischen Behandlungen und Therapien durchgeführt werden sollen, wenn die betroffene Person nicht mehr in der Lage ist, selbstständig zu entscheiden. Dies ist besonders wichtig, da die Demenz im Laufe der Zeit die Fähigkeit zur Entscheidungsfindung und zur Äußerung eigener Wünsche beeinträchtigen kann.

Es ist entscheidend, den aktuellen Willen von Menschen mit Demenz zu verstehen und ihre Selbstbestimmung zu respektieren, auch wenn die Kommunikationsfähigkeit eingeschränkt ist. Solange die Entscheidungen des Betroffenen sein eigenes Wohl nicht gefährden, sollten diese respektiert werden. Wenn jedoch eine Situation entsteht, in der die Gesundheit oder Sicherheit des Betroffenen ernsthaft gefährdet ist, ist es wichtig, angemessene Maßnahmen zu ergreifen, um Schaden abzuwenden.

Die Bestimmung des zukünftigen Aufenthaltsortes ist ein weiterer rechtlich relevanter Aspekt bei der Betreuung von Menschen mit Demenz. Diese Entscheidung hängt von verschiedenen Faktoren ab, dazu gehören der Gesundheitszustand des Betroffenen und die Verfügbarkeit häuslicher Pflege durch Angehörige. In einigen Fällen kann eine Unterbringung in einer geschlossenen Einrichtung erforderlich sein, insbesondere wenn dies dem Schutz des Betroffenen dient. Die Entscheidung über den Aufenthaltsort erfordert eine sorgfältige Abwägung aller relevanten Faktoren und eine enge Zusammenarbeit mit allen Beteiligten (Schmidtke, 2006, 220).

5 Theoretische Konzepte der Sozialen Arbeit

5.1 Case Management

Case Management beschreibt das zielgerichtete Management einer individuellen Situation, um spezifische Probleme einer Person innerhalb einer Organisation zu lösen. Die Methode wurde in den 1970er und 1980er Jahren als Erweiterung der Einzelfallhilfe in den USA eingeführt. Ziel ist es, eine organisierte, auf den Einzelfall zugeschnittene, am individuellen Bedarf orientierte, qualitativ hochwertige und zugleich ökonomische Hilfeleistung zu erbringen. Man unterscheidet hierbei das Fallmanagement, was sich auf die konkrete Unterstützungsarbeit bezieht, und das Systemmanagement, bei dem es um die Nutzung von Netzwerken geht. Case Management ist ein vielseitiger Ansatz, der durch seine Diversität und Anpassungsfähigkeit gekennzeichnet ist. Die Umsetzung dieses Ansatzes variiert je nach Berufsfeld, Einsatzbereich und Organisationsstruktur. Diese Vielfalt führt zu einem Mangel an einheitlicher Struktur und begrifflicher Klarheit darüber, was genau unter Case Management verstanden wird. Wie Quinn (1993) treffend feststellt: „(...) Wenn man eine 'Case Management-Agentur' gesehen hat, hat man eine 'Case Management-Agentur' gesehen. Die Definition des Dienstes und die Qualifikationen des Personals unterscheiden sich oft erheblich zwischen den Standorten." Angesichts dieser fehlenden Definition, der Herausforderung des Wissenstransfers und der dualen Ausrichtung von Case Management (Fokus auf Patientenbetreuung vs. Kostenreduktion) ist es besonders wichtig, die Ziele dieses Ansatzes für die vulnerablen demenziell erkrankten Menschen hierzulande deutlich zu spezifizieren und von den amerikanischen Kontexten abzugrenzen.

In Deutschland zielt die Anwendung von Case Management im Bereich der Altenhilfe hauptsächlich darauf ab, die Qualität der Versorgung zu verbessern. Dies bedeutet, dass die Bestimmung des Versorgungsbedarfs und die Organisation erforderlicher Hilfen im Vordergrund stehen, während Aspekte der kosteneffizienten Versorgung eine untergeordnete Rolle spielen. In Würzburg wird versucht, eine Definition von Case Management zu formulieren, die auf Wendt (1991) Bezug nimmt. Im Bereich der Pflege erfolgt eine Einbindung in das Case Management, wenn komplexe Problemlagen auftreten, die nur durch die Zusammenarbeit mehrerer Helfer*in gelöst werden können. Die Schwerpunkte des Case Managements liegen dabei auf dem Aufbau eines Unterstützungsnetzwerks und der Unterstützung des Klienten/Klientinnen und seiner Angehörigen bei der Inanspruchnahme von Hilfen. Die Funktionen des Case Managers umfassen Koordination, Interessenvertretung und Beratung, wobei der Fokus auf dem Patienten und Patientinnen liegt und finanzielle Verantwortlichkeiten ausgeklammert werden. Dies lässt sich auf Bereiche außerhalb der Pflege übertragen (Kuhlmann, 2005, 56). Sozialarbeiterisches Case Management zielt darauf ab, Menschen in schwierigen Lebenssituationen zu unterstützen und ihnen dabei zu helfen, ihre individuellen Ziele zu erreichen. Dabei stehen soziale, psychologische und lebenspraktische Aspekte im Vordergrund. Sozialarbeiterische Case Manager arbeiten oft in interdisziplinären Teams und koordinieren verschiedene Dienstleistungen und Ressourcen für ihre Klienten/Klientinnen (Müller, Siebert & Ehlers, 2023, 67).

Pflegerisches Case Management hingegen konzentriert sich stärker auf die medizinische Versorgung und die Pflegebedürfnisse der Klienten/Klientinnen. Pflegerische Case Manager arbeiten oft eng mit Ärzten, Pflegepersonal und anderen Gesundheitsdienstleistern zusammen, um sicherzustellen, dass die Bedürfnisse ihrer Klienten/ Klientinnen optimal erfüllt werden. Eine weitere Differenzierung der Case Management-Ziele kann anhand der Betonung der Kernfunktionen erfolgen: Interessenvertretung, Vermittlung und Auswahl. Bei demenziell erkrankten Menschen steht die Interessenvertretung sowohl auf individueller als auch auf kommunaler und sozialpolitischer Ebene im Vordergrund (Müller, Siebert & Ehlers, 2023, 70).

Zusammengefasst zielt das Case Management darauf ab, die Selbstständigkeit älterer Menschen zu sichern, insbesondere bei zunehmendem Hilfebedarf. Nach Kuhlmann geht es darum, die häusliche Versorgung von Menschen mit gerontopsychiatrischen Veränderungen zu stabilisieren und zu verbessern, während pflegende Angehörige entlastet werden. Case Management für demenziell erkrankte Menschen bezieht auch die pflegenden Angehörigen mit ein, da sie eine entscheidende Rolle in der Versorgung spielen.

In der Arbeit mit Demenzkranken spielt das Case Management eine wichtige Rolle, da Demenz oft komplexe Herausforderungen mit sich bringt, die verschiedene Bereiche des Lebens betreffen können. Konkret helfen Case Manager für Demenzkranke dabei, den Zugang zu medizinischer Versorgung sicherzustellen, Unterstützung bei der Bewältigung des Alltags sowie soziale Aktivitäten zu organisieren, die Pflege zu koordinieren und die Familie und andere Betreuer*in zu entlasten. Durch eine individuelle Betreuung und eine ganzheitliche Herangehensweise tragen Case Manager dazu bei, die Lebensqualität von Demenzkranken zu verbessern, und bieten ihren Angehörigen Unterstützung und Entlastung. Das Case Management ist somit eine Methode, die sich an die Bedürfnisse und Situationen der Zielgruppe anpasst, um eine verbesserte Versorgung und Unterstützung zu gewährleisten.

5.2 Lebensweltorientierung nach Thiersch

Lebensweltorientierte Soziale Arbeit umfasst eine vielschichtige Herangehensweise, die sich über die letzten drei Jahrzehnte hinweg entwickelt hat. Hans Thiersch, der Begründer der lebensweltorientierten Sozialen Arbeit, betonte die Wichtigkeit einer ganzheitlichen Herangehensweise, die nicht nur Probleme identifiziert, sondern auch die Ressourcen und Potenziale in den individuellen Lebensumständen der Klienten und Klientinnen anerkennt. Sie stellt eine Antwort auf die komplexen Herausforderungen dar, denen Menschen in ihrer Lebenswelt gegenüberstehen.

Ein zentraler Aspekt der lebensweltorientierten Sozialen Arbeit ist, wie im letzten Absatz beschrieben, ihre Abkehr von einem rein defizitorientierten Ansatz. Anstatt nur die Schwierigkeiten und Mängel zu betrachten, werden auch die Stärken und Möglichkeiten der Menschen in den Blick genommen. Dies macht eine ganzheitliche Betrachtung der Lebenssituation möglich und eröffnet neue Handlungsspielräume für die Unterstützung und Begleitung der Klienten (Thole, 2012, 161).

Ein weiterer wichtiger Punkt ist die Betonung des sozialen Kontexts. Lebensweltorientierte Soziale Arbeit erkennt an, dass individuelle Lebensumstände nicht isoliert betrachtet werden können, sondern eng mit sozialen, kulturellen und strukturellen Faktoren verbunden sind. Daher wird großer Wert daraufgelegt, die Lebenswelt der Klienten zu verstehen und in die Arbeit einzubeziehen. Im praktischen Handeln bedeutet dies, dass Sozialarbeiter*innen eng mit den Klienten und Klientinnen zusammenarbeiten, um deren Bedürfnisse und Ziele zu verstehen. Es geht darum, gemeinsam Lösungen zu entwickeln, die auf den individuellen Lebensumständen und Ressourcen basieren. Dabei spielt auch die Zusammenarbeit mit anderen professionellen und informellen Unterstützungssystemen eine wichtige Rolle, um ein ganzheitliches Netzwerk der Unterstützung aufzubauen.

Lebensweltorientierte Soziale Arbeit ist jedoch mehr als nur eine Methode oder ein Ansatz. Sie ist ein Konzept, welches auf einer bestimmten Sichtweise von Lebensverhältnissen beruht und konkrete Handlungsprinzipien mit sich bringt. Daher ist es wichtig, dass das Konzept nicht nur oberflächlich betrachtet wird, sondern dass seine Maximen und Intentionen in der Praxis konsequent umgesetzt werden. Dies erfordert eine kontinuierliche Reflexion und Weiterentwicklung sowohl auf theoretischer als auch auf praktischer Ebene (Thole, 2012, 162).

Lebensweltorientierung in der Arbeit mit Demenzkranken bedeutet, dass die reale, erlebte Welt der Demenzkranken einschließlich ihrer alltäglichen Erfahrungen und Interaktionen als zentraler Ausgangspunkt für die Unterstützung und Pflege betrachtet wird. Diese Orientierung erweitert die herkömmlichen Ansätze, indem sie auch die imaginären und flüchtigen Dimensionen der Lebenswelt der Betroffenen einbezieht. Das Ziel ist es, Zugänge zu ihrer Welt zu schaffen und ihnen das Gefühl zu vermitteln, dass ihre Welt und Erfahrungen respektiert und als berechtigte Perspektiven anerkannt werden. Dies erfordert eine flexible und an den individuellen Bedürfnissen der Demenzkranken ausgerichtete Unterstützung, die auch Unsicherheiten und Unwägbarkeiten im Alltag berücksichtigt und psychosoziale Hilfe bietet (Thiersch, 2014, 4).

5.3 Empowerment

Empowerment bezeichnet den Prozess der Selbstbefähigung und Selbstermächtigung, bei dem Menschen ermutigt werden, ihre eigenen Fähigkeiten und Ressourcen zu erkennen und zu nutzen, um ihr Leben selbstbestimmt zu gestalten. Es geht darum, die Kontrolle über das eigene Leben zurückzugewinnen und aktiv an der Lösung eigener Probleme mitzuwirken. Empowerment bedeutet, Menschen als vollwertige Individuen zu betrachten, die sowohl Rechte als auch Bedürfnisse haben, und ihnen die Möglichkeit zu geben, ihre eigenen Entscheidungen zu treffen und ihr Leben nach ihren eigenen Vorstellungen zu gestalten.

Das Konzept des Empowerments wurde in den 1970er Jahren von der amerikanischen Sozialarbeiterin Barbara Solomon entwickelt. Sie kritisierte die Mittelschichtsorientierung der Sozialen Arbeit und setzte sich dafür ein, Randgruppen wie die afroamerikanische Bevölkerung durch Selbstorganisation und gemeinschaftliche Aktionen zu stärken. Im Bereich der Sozialen Arbeit ist Empowerment ein zentrales Konzept, das darauf abzielt, Menschen in ihrer Selbstständigkeit und Autonomie zu stärken. Es fördert eine ressourcenorientierte Herangehensweise, bei der die Stärken und Fähigkeiten der Menschen im Vordergrund stehen. Durch Empowerment werden nicht nur individuelle Lösungen
entwickelt, sondern auch gemeinschaftliche und kollektive Handlungsansätze unterstützt. Sozialarbeiter*innen agieren dabei als Wegbegleiter, die Menschen ermutigen, ihre eigenen Potenziale zu erkennen und zu nutzen (Herriger, 2020, 13).

In der Arbeit mit Demenzkranken hat Empowerment eine besondere Bedeutung, da diese oft mit einem Verlust von Selbstständigkeit und Kontrolle konfrontiert sind. Hier spielt Empowerment eine entscheidende Rolle, um den Betroffenen ein Gefühl der Würde und Selbstbestimmung zu bewahren. Die Soziale Arbeit trägt dazu bei, dass Demenzkranke trotz ihrer

Einschränkungen aktiv in Entscheidungen einbezogen werden und ihre Fähigkeiten so weit wie möglich erhalten bleiben. Das Empowerment-Konzept kommt in der Arbeit mit Demenzkranken und ihren Familien auf unterschiedlichen Ebenen zum Einsatz: a) Auf persönlicher Ebene geht es um individuelle Beratung und Unterstützung durch Peer Counseling und Peer Support. Dies ist eine Beratungsform, bei der Menschen, die selbst ähnliche Erfahrungen machen oder gemacht haben, den Betroffenen Unterstützung und Orientierung bieten. Darüber hinaus werden durch gezielte Übungen und Aktivitäten das Selbstbewusstsein und die Eigenständigkeit der Klienten gefördert. b) Auf Gruppenebene meint Empowerment die Organisation von befristeten Gruppenprojekten, die auf die Stärkung der kognitiven und sozialen Fähigkeiten der Betroffenen abzielen. Auch die Förderung sozialer Interaktionen und gemeinschaftlicher Aktivitäten, um Isolation zu verhindern, sind Teil des Empowerment-Konzepts. Ein weiterer Aspekt sind Weiterbildungen für Fachkräfte und Seminare für Angehörige. c) Auf Organisationsebene unterstützt die Empowerment-Methode bei der Bildung von Selbsthilfegruppen und Organisationen, die sich auf die Bedürfnisse von Demenzkranken spezialisieren. Netzwerke und Kooperationen zwischen verschiedenen Pflege- und Betreuungsdiensten werden gefördert. d) Schließlich gibt es das Empowerment-Konzept auch auf politisch-struktureller Ebene. Hier geht es darum, sich für gerechte Gesetze und politische Initiativen einzusetzen, die die Rechte und Bedürfnisse von Demenzkranken berücksichtigen. Dazu gehört auch, Demenzkranke und ihre Angehörigen an Entscheidungsprozessen in relevanten Gremien zu beteiligen (Herriger, 2020, 14).

Die Prinzipien des Empowerment-Prozesses sind grundlegend für die Stärkung von Individuen und Gemeinschaften. Im Zentrum steht dabei die Überwindung der Opferrolle und die Entwicklung eines positiven Selbstbildes. Ein weiteres Kernprinzip ist der Aufbau und die Pflege sozialer Netzwerke. Durch den Austausch mit anderen können Unterstützung, Rat und Solidarität gefunden werden, was ein Gefühl der Zugehörigkeit und Verbundenheit schafft.
Darüber hinaus ist die Entwicklung vielfältiger Kompetenzen und Fähigkeiten entscheidend, um Menschen zu befähigen, ihre eigenen Ziele zu erreichen und sich in verschiedenen Lebensbereichen erfolgreich zu entfalten. Empowerment umfasst auch die Förderung der Handlungsfähigkeit und den aktiven Umgang mit Problemen. Indem Menschen ermutigt werden, aktiv Lösungen zu suchen und ihre Probleme anzugehen, gewinnen sie die Kontrolle über ihr Leben zurück. Es geht hierbei um Selbstbestimmung und Eigenverantwortung. Menschen sollen befähigt werden, ihre eigenen Entscheidungen zu treffen und die Verantwortung für ihr Handeln zu übernehmen. Schließlich umfasst Empowerment die Unterstützung bei der Entdeckung und

Nutzung eigener spiritueller und kreativer Ressourcen. Indem Menschen ihre eigenen Stärken und Potenziale erkennen und nutzen, können sie ein erfülltes und authentisches Leben führen.

Empowerment in der Arbeit mit Demenzkranken bedeutet also, ihnen trotz ihrer Krankheit ein hohes Maß an Selbstbestimmung und Lebensqualität zu ermöglichen. Dies wird durch eine unterstützende Umgebung und gezielte Maßnahmen erreicht, die auf die individuellen Bedürfnisse der Betroffenen eingehen und ihre Fähigkeiten fördern. Ein Beispiel hierfür ist die demenzgerechte Raumgestaltung, die es den Erkrankten hilft, sich zu orientieren und ihre Selbstständigkeit dadurch so lange wie möglich zu behalten (einfache und übersichtliche Raumgestaltung, helle und freundliche Farben, Minimierung von Gefahrenquellen, gut sichtbare Wegweiser und Beschriftungen u.a.). Die Soziale Arbeit berät und unterstützt Betroffene bei der Umsetzung solcher Maßnahmen und trägt auf diese Weise entscheidend dazu bei, dass Demenzkranke und ihre Familien die Herausforderungen der Krankheit besser bewältigen und ein würdiges und selbstbestimmtes Leben führen können (Herriger, 2020, 16).

5.4 Biographiearbeit

Biographiearbeit bezieht sich auf die systematische Erfassung und Nutzung der Lebensgeschichte eines Menschen. Das Konzept wurde von dem Gerontologen Robert Neil Butler in den 1980er Jahren entwickelt. Er erkannte, dass viele ältere Menschen den Wunsch haben, ihrem Leben rückblickend einen Sinn zu geben und dadurch ihr Selbstvertrauen zu stärken sowie schwierige Situationen des Alterns besser zu bewältigen. In der Biographiearbeit werden Erinnerungen und Erlebnisse aus der Vergangenheit reflektiert und neu bewertet, um sie besser in die eigene Lebensgeschichte zu integrieren. Das Wissen um die individuelle Lebensgeschichte ermöglicht es den Pflege- und Betreuungspersonen darüber hinaus, ein umfassendes Bild des Klienten und Klientinnen zu bekommen und ihn ganzheitlich wahrzunehmen.

Bei der Biographiearbeit kommen verschiedene Methoden zum Einsatz: a) Regelmäßiges Erinnern: Dies umfasst Aktivitäten wie das Betrachten von Fotos, Vorlesen aus Lieblingsbüchern und gemeinsames Hören oder Singen bekannter Lieder. Diese Methoden helfen, die Erinnerungen an prägende Erlebnisse und wichtige Personen des Lebens zu aktivieren und die eigene Identität zu bewahren. Dies ist für Demenzkranke, die zunehmend ihre Orientierung und ihr Gedächtnis verlieren, von besonderer Relevanz. Erfolgserlebnisse durch bewahrte

Erinnerungen vermitteln den Betroffenen darüber hinaus ein Gefühl der Sicherheit und Kompetenz, wodurch aktuelle Gefühle des Versagens kompensiert werden können. Durch das regelmäßige Erinnern an positive Erlebnisse und das Wiedererleben alter Gewohnheiten wird das Wohlbefinden der Betroffenen gesteigert. Erhaltene Erinnerungen und das Gefühl von Kompetenz tragen dazu bei, dass Demenzkranke weniger unter ihrem aktuellen Zustand leiden und sich wohler fühlen. b) Bedeutsame Beschäftigung: Aufgrund des Wissens über die Lebensgeschichte des Betroffenen werden Tätigkeiten angeboten, die Freude bereiten und den individuellen Interessen entsprechen. Dies kann Tätigkeiten einschließen, die der Betroffene lange Zeit ausgeübt hat und die ihm immer noch Ruhe und Entspannung bieten. Tätigkeiten, die an frühere Interessen und Vorlieben anknüpfen, können die Lebensqualität der Betroffenen erheblich verbessern. c) Wecken des emotionalen Gedächtnisses: Das emotionale Gedächtnis speichert die Gefühle, die mit bestimmten Erlebnissen verbunden sind. Selbst wenn konkrete Erinnerungen verblassen, bleiben die damit verbundenen Emotionen oft lange erhalten. Bekannte Gerüche oder Geschmäcker können alte, positive Gefühle wieder wachrufen und somit Wohlbefinden erzeugen, auch wenn die Betroffenen sich nicht mehr explizit an das Ereignis erinnern. d) Erfassung der Biografie: Dies geschieht durch Gespräche mit dem Betroffenen und dessen Angehörigen. Wichtig ist hierbei, eine persönliche Beziehung aufzubauen und geduldig zuzuhören. e) Teamarbeit: Innerhalb des Pflege- und Betreuungsteams sollten regelmäßige Austauschprozesse stattfinden, da Demenzkranke oft unterschiedlich auf verschiedene Pflegekräfte reagieren. Der kontinuierliche Informationsaustausch hilft, ein umfassenderes Bild des Betroffenen zu zeichnen und dessen Verhalten besser zu verstehen. Eine genaue Kenntnis der Biografie ermöglicht es Pflege- und Betreuungspersonen, die Betreuung individuell und bedürfnisorientiert zu gestalten. Durch die Biographiearbeit werden viele Verhaltensweisen und Reaktionen von Demenzkranken verständlicher und nachvollziehbarer. Dies erleichtert den Pflege- und Betreuungspersonal den Umgang mit den Betroffenen und kann Missverständnisse und Konflikte reduzieren (Tomann-Specht, 2017. 65).

Es ist wichtig zu erkennen, dass nicht alle Erinnerungen positiv sind. Einige können mit negativen Gefühlen verbunden sein, die der Demenzkranke möglicherweise nicht erneut erleben möchte. In solchen Fällen müssen Pflege- und Betreuungspersonen die Entscheidung des Betroffenen, sich nicht erinnern zu wollen, respektieren und akzeptieren (Tomann-Specht, 2017, 68). Zusammenfassend lässt sich sagen, dass Biographiearbeit in der Betreuung von Demenzkranken eine wesentliche Rolle spielt. Sie trägt dazu bei, die Identität und das Wohlbefinden der Betroffenen zu bewahren und ihre Betreuung individuell und bedürfnisorientiert zu gestalten.

6 Ausgewählte Handlungsfelder der Sozialen Arbeit im Zusammenhang mit Demenzkranken und ihren Angehörigen

6.1 Koordination von Hilfen

Die Koordination von Hilfen für Menschen mit Demenz ist ein zentraler Aspekt der sozialen Arbeit im Bereich der Gerontologie. Sie umfasst die Planung, Organisation und Bereitstellung von Unterstützungsleistungen, um den individuellen Bedürfnissen und Herausforderungen von demenzerkrankten Personen und ihren Familien gerecht zu werden.

Sozialarbeiter*innen spielen eine wesentliche Rolle bei der Koordination dieser Hilfen, indem sie als Vermittler zwischen den verschiedenen Akteuren agieren und sicherstellen, dass die benötigten Ressourcen zur Verfügung stehen. Sie bieten Beratung und Unterstützung für die Betroffenen und ihre Familien an und helfen bei der Navigation durch das komplexe Netzwerk von Gesundheits- und Sozialdiensten. Dazu gehören beispielsweise die Vermittlung von Pflegeleistungen, die Organisation von Tagespflege oder Betreuungsgruppen, die Unterstützung bei der Beantragung von finanziellen Leistungen und die Bereitstellung von Informationen über lokale Unterstützungsangebote. Die Koordination von Hilfen für Menschen mit Demenz erfordert eine hohe Sensibilität für die spezifischen Bedürfnisse und Belastungen dieser Personengruppe sowie eine enge Zusammenarbeit mit anderen Fachkräften und Institutionen im Gesundheits- und Sozialwesen. Durch ihre professionelle Expertise und ihr Engagement tragen Sozialarbeiter*innen dazu bei, die Lebensqualität und das Wohlbefinden von demenzerkrankten Personen und ihren Familien zu verbessern (Aner & Karl, 2020, 29).

6.2 Psychosoziale Beratung

Psychosoziale Beratung stellt im Bereich der Demenz traditionell eine Unterstützung für Angehörige dar, während Betroffene selbst lange Zeit seltener einbezogen wurden. Früher wurde

Demenz vor allem defizitorientiert betrachtet, was dazu führte, dass Demenzpatienten und Patientinnen als nicht fähig zur aktiven Teilnahme an Beratungsprozessen angesehen wurden. In den letzten Jahren hat sich diese Sichtweise jedoch geändert und zunehmend werden auch Demenzpatienten und Patientinnen selbst in Beratungsangebote einbezogen. Besonders in den frühen Stadien der Krankheit ist der Beratungsbedarf der Betroffenen hoch, da sie die Diagnose und ihre Folgen, wie den möglichen Verlust der Autonomie, bewältigen müssen. Es sind Anpassungen im Alltag erforderlich und zukünftige Entwicklungen im Krankheitsverlauf müssen vorbereitet werden (Schnabel, 2019, 14).

Die Beratungsthemen variieren je nach individueller Situation der Ratsuchenden. Sie können sich auf praktische Fragen zu Pflegeangeboten und deren Finanzierung konzentrieren oder Informationen zu Krankheitsbildern, Prognosen und Behandlungsmöglichkeiten vermitteln. Unmittelbar nach der Diagnose ist es wichtig, die neue Lebenssituation zu klären, Hilfsbedarfe zu identifizieren und gemeinsam mit den Betroffenen biographisch verankerte Ressourcen zu erschließen. Es können bereits gescheiterte oder kontraproduktive Bewältigungsstrategien erkannt und reflektiert sowie neue Kompensationswege entwickelt werden. Hauptziele sind die konstruktive Bewältigung der Krise, die Stabilisierung des Alltags und die Unterstützung eines möglichst selbstbestimmten Lebens. Wo dies nicht mehr möglich ist, müssen Alternativen erörtert werden.

Ein weiterer zentraler Aspekt der psychosozialen Beratung ist das emotionale Erleben der Demenz und ihre Auswirkungen auf das soziale Umfeld in Partnerschaften und Familien. Durch die Erkrankung können sich Rollen in der Familie verschieben, was Konfliktpotential birgt. Erwachsene Kinder empfinden die Pflege ihrer dementen Eltern oft als Tabubruch, was zusätzliche Belastungen mit sich bringt. Ebenso ist die Trauer über den schleichenden Verlust eines geliebten Menschen sowie der Umgang mit herausforderndem Verhalten von Bedeutung.

Beratungsstellen für Demenz umfassen Seniorenbüros der Kommunen, Pflegestützpunkte und spezielle Demenzberatungsstellen, die von Kommunen, Wohlfahrtsverbänden oder lokalen Alzheimergesellschaften geführt werden. Hauptsächlich werden Angehörige beraten, aber auch Mitarbeitende anderer Beratungsstellen, die nicht auf Demenz spezialisiert sind. Neben stationären Beratungsstellen gibt es in einigen Regionen mobile Beratungsangebote, bei denen gemischte Teams von einem Beratungsfahrzeug aus arbeiten. Die personelle Besetzung variiert je nach Schwerpunkt des Angebots. Wenn Früherkennungstests durchgeführt werden, sind vor allem therapeutische Fachkräfte beteiligt, während Beratungstätigkeiten auch durch Vertreter der Sozialen Arbeit geleistet werden.

Die positive Wirkung der Beratung ist gut dokumentiert, besonders hinsichtlich der Unterstützung pflegender Angehöriger. Auch für Demenzbetroffene gibt es zahlreiche Studien und Berichte, die die Vorteile der Beratung belegen. Eine Studie der Alzheimergesellschaft Baden-Württemberg e.V. zeigt, dass Betroffene in der Frühphase der Demenz Beratung neben Gruppenangeboten und Mobilitätshilfen als besonders hilfreich empfinden. Das Forschungsprojekt DYADEM, gefördert vom Bundesministerium für Bildung und Forschung (BMBF), konnte zeigen, dass die positiven Effekte auf demenzbelastete Familien größer sind, wenn psychosoziale Beratung mit psychotherapeutischen Maßnahmen kombiniert wird, wodurch Verbesserungen im Stresserleben und der Krankheitsbewältigung erzielt werden können.

Es ist jedoch zu beachten, dass das Prinzip der Selbstermächtigung der Ratsuchenden, ein Grundprinzip professioneller Sozialer Arbeit, bei der Beratung von Demenzbetroffenen und ihren Angehörigen nur bedingt anwendbar ist. Der Grund dafür liegt im fortschreitenden Abbauprozess. Daher müssen die Themen und Entscheidungen im Verlauf der Demenzerkrankung immer wieder neu besprochen und geregelt werden, um den veränderten Bedürfnissen und Fähigkeiten der Betroffenen gerecht zu werden (Schnabel, 2019, 16).

6.3 Soziale Gruppenarbeit

Soziale Gruppenarbeit, ähnlich der psychosozialen Beratung, ist im Bereich der Demenzpflege gut etabliert, insbesondere für pflegende Angehörige, während entsprechende Angebote für Betroffene selbst noch neu sind. Die Angebote der Sozialen Gruppenarbeit lassen sich grob in zwei Kategorien unterteilen: Maßnahmen, die in erster Linie auf die körperlichen und psychischen Beeinträchtigungen Bezug nehmen, und solche, die sich auf die individuellen persönlichen und sozialen Begleiterscheinungen der Demenz konzentrieren. Letztere werden oft in Form von Selbsthilfegruppen durchgeführt. Die Grenzen zwischen diesen Ansätzen sind jedoch fließend. Gruppen für Demenzbetroffene werden häufig von Fachkräften der Sozialen Arbeit initiiert und moderiert. Aufgrund der spezifischen Anforderungen von Demenzerkrankungen sind Selbsthilfegruppen in der Regel nicht vollständig selbstorganisiert, sondern benötigen kontinuierliche Unterstützung.

Gruppenangebote für Menschen mit Demenz existieren sowohl in ambulanten als auch in stationären Settings. Ein zentrales Element dieser Gruppenarbeit ist die kognitive Stimulation der Teilnehmenden, die durch den Kontakt mit anderen oder durch gezielte Trainingsmaßnahmen (Bewegungsangebote, gemeinsames Spielen, Basteln, Musizieren oder Kochen u.ä.) gefördert wird. Das Ziel ist dabei, vorhandene kognitive Ressourcen zu erhalten und den geistigen Abbau zu verlangsamen.

Darüber hinaus wirkt das Zusammenkommen in der Gruppe dem sozialen Rückzug entgegen, der bei Demenzbetroffenen häufig zu beobachten ist, und hilft, den Verlust sozialer Kompetenzen zu minimieren. Gruppenarbeit dient auch der Stabilisierung der Identität der Teilnehmenden, denn soziale Beziehungen sind eine wichtige Säule der Identität. Mit zunehmendem Alter oder bei Demenz wird das Netz sozialer Kontakte oft dünner, was die Definition der eigenen Identität erschwert. Die Zugehörigkeit zu einer Gruppe kann diesen Verlust teilweise kompensieren und das Identitätserleben der Teilnehmenden stärken.

Darüber hinaus wird soziale Gruppenarbeit als sinnvolles und wohltuendes Angebot betrachtet, das eine positive Wirkung auf die Lebensqualität der Teilnehmenden hat. Indem sie sich in der Gruppe austauschen und unterstützen, erfahren die Betroffenen ein Gefühl der Zugehörigkeit und Gemeinschaft, was ihr Wohlbefinden fördert (Schnabel, 2019, 17).

6.4 Soziale Arbeit in der ambulanten & (teil-) stationären Altenhilfe

Soziale Arbeit spielt in der ambulanten sowie in der (teil-)stationären Altenhilfe eine zentrale Rolle, indem sie zur Unterstützung, Betreuung und Verbesserung der Lebensqualität älterer Menschen beiträgt. In beiden Kontexten agieren Sozialarbeiter*innen als wichtige Akteure, die auf die spezifischen Bedürfnisse älterer Menschen eingehen und deren soziale Teilhabe fördern.

Die ambulante Altenhilfe umfasst Dienstleistungen, die es älteren Menschen ermöglichen, in ihrer häuslichen Umgebung zu verbleiben. Dazu zählen unter anderem häusliche Pflege, hauswirtschaftliche Hilfe sowie psychosoziale Unterstützung. Sozialarbeiter*innen in der ambulanten Altenhilfe bieten Beratung und Begleitung an, um den Betroffenen und ihren Angehörigen bei der Bewältigung des Alltags zu helfen. Sie unterstützen bei der Organisation von Pflege-leistungen, der Beantragung von finanziellen Hilfen und der Vernetzung mit anderen sozialen Diensten. Ein Schwerpunkt der sozialarbeiterischen Tätigkeit in der ambulanten Altenhilfe liegt somit auf der Koordination von Hilfen (Aner & Karl, 2020, 30).

Die (teil-)stationäre Altenhilfe umfasst Einrichtungen wie Tagespflegeeinrichtungen, Kurzzeit-pflege und stationäre Pflegeheime. Hier bieten Sozialarbeiter*innen umfassende Betreuung und Unterstützung an. In Tagespflegeeinrichtungen und der Kurzzeitpflege steht die Entlastung der pflegenden Angehörigen im Vordergrund, während die älteren Menschen tagsüber betreut und aktiviert werden. In stationären Pflegeheimen arbeiten Sozialarbeiter*innen eng mit dem Pfle-gepersonal zusammen, um eine ganzheitliche Betreuung sicherzustellen. Sie organisieren Frei-zeit- und Aktivierungsangebote für die Bewohner und fördern den Erhalt sozialer Kontakte. Zudem unterstützen sie die Bewohner bei der Anpassung an die neuen Lebensumstände und bieten psychosoziale Beratung an.

Der Fokus der sozialarbeiterischen Tätigkeit in allen Bereichen der Altenhilfe liegt auf der För-derung der sozialen Teilhabe und dem Erhalt der Lebensqualität der älteren Menschen. Sozial-arbeiter*innen setzen sich dafür ein, dass diese ein würdiges und selbstbestimmtes Leben füh-ren können. Sie tragen dazu bei, soziale Isolation zu verhindern und unterstützen die Betroffe-nen dabei, ihre individuellen Ressourcen zu nutzen und zu stärken (Aner & Karl, 2020, 32).

6.5 Klinische Soziale Arbeit in der Geriatrie und Gerontopsychiatrie

Klinische Soziale Arbeit in der Geriatrie und Gerontopsychiatrie ist ein spezialisiertes Feld, das sich mit der umfassenden Betreuung und Unterstützung älterer Menschen beschäftigt, die unter physischen, psychischen und sozialen Problemen leiden. Diese Disziplin integriert sozialarbei-terische und klinische Kompetenzen, um auf die komplexen Bedürfnisse geriatrischer und ge-rontopsychiatrischer Patienten und Patientinnen eingehen zu können (Zippel & Kraus, 2009, 77). In der Geriatrie liegt der Schwerpunkt auf der Behandlung und Betreuung älterer Menschen mit altersbedingten körperlichen und psychischen Erkrankungen. Klinische Sozialarbeiter in diesem Bereich arbeiten eng mit einem interdisziplinären Team aus Ärzten, Pflegekräften und Therapeuten zusammen, um eine ganzheitliche Versorgung zu gewährleisten. Sie bieten psy-chosoziale Unterstützung, beraten Patienten, Patientinnen und ihre Familienangehörigen und helfen bei der Bewältigung von Krankheit und Pflegebedürftigkeit. Klinische Sozialarbeiter vermitteln Betroffenen und ihren Angehörigen Unterstützungsdienste wie zum Beispiel häusliche Pflege, finanzielle Hilfen oder spezialisierte Beratungsangebote wie zum Beispiel Rechtsberatung. Im klinischen Kontext liegt der Schwerpunkt der sozialarbeiterischen Tätigkeit somit auch auf der Koordination von Hilfen (vgl. Punk 6.1). Ein wesentliches Ziel ist es, die Selbstständigkeit und Autonomie der älteren Menschen so lange wie möglich zu erhalten und eine adäquate Versorgung sicherzustellen (Zippel & Kraus, 2009, 78).

In der Gerontopsychiatrie steht die Behandlung und Betreuung älterer Menschen mit psychischen Erkrankungen wie Depressionen, Demenz oder Angststörungen im Vordergrund. Klinische Sozialarbeiter in diesem Bereich sind darauf spezialisiert, die psychosozialen Aspekte der psychischen Erkrankungen zu adressieren und den Betroffenen sowie ihren Familienangehörigen umfassende Unterstützung zu bieten. Sie helfen bei der Bewältigung von Alltagsproblemen, fördern die soziale Teilhabe und koordinieren die notwendigen Pflege- und Unterstützungsmaßnahmen. Zudem sind sie in der Lage, psychoedukative Angebote zu entwickeln und durchzuführen, um das Verständnis für die Erkrankungen zu fördern und die Bewältigungsstrategien der Betroffenen zu stärken (Zippel & Kraus, 2009, 95). Ein zentrales Element der klinischen Sozialen Arbeit in der Geriatrie und Gerontopsychiatrie ist das Case Management. Sozialarbeiter*innen führen umfassende Assessments (psychologische Bewertungen) durch, um die individuellen Bedürfnisse und Ressourcen der Patienten und Patientinnen zu identifizieren. Basierend auf diesen Assessments entwickeln sie maßgeschneiderte Interventionspläne, die sowohl medizinische als auch psychosoziale Aspekte berücksichtigen. Die kontinuierliche Begleitung und Überprüfung der Interventionspläne stellt sicher, dass die Versorgung flexibel an die sich verändernden Bedürfnisse der Patienten und Patientinnen angepasst wird.

Die klinische Soziale Arbeit in der Geriatrie und Gerontopsychiatrie zielt darauf ab, die Lebensqualität der älteren Menschen zu verbessern, indem sie ihre sozialen, emotionalen und praktischen Bedürfnisse in den Mittelpunkt stellt. Durch die enge Zusammenarbeit mit anderen Fachdisziplinen und die Integration von klinischem und sozialarbeiterischem Wissen leisten klinische Sozialarbeiter*innen einen wesentlichen Beitrag zur umfassenden und ganzheitlichen Versorgung geriatrischer und gerontopsychiatrischer Patienten und Patientinnen. Klinische Sozialarbeiter*innen unterstützen die Patienten auch bei der Navigation durch das Gesundheitssystem und tragen zur Entwicklung von gemeindenahen Unterstützungsnetzwerken bei. So wird nicht nur die direkte medizinische Versorgung, sondern auch die gesellschaftliche Integration und das Wohlbefinden der älteren Menschen gefördert (Zippel & Kraus, 2009, 138).

7 Fazit

In meiner Bachelorarbeit habe ich die sozialarbeiterischen Aufgaben im Kontext der Arbeit mit Demenzkranken und ihren Angehörigen untersucht. Mein Ziel war es, die verschiedenen Bereiche und Handlungsfelder der Sozialen Arbeit in diesem speziellen Setting darzustellen und deren Bedeutung herauszuarbeiten. Zunächst habe ich die Bedeutung und Entwicklung der Sozialen Arbeit im Allgemeinen und speziell in der Altenarbeit skizziert, um den historischen und theoretischen Rahmen abzustecken. Dabei wurde deutlich, dass die Soziale Arbeit seit ihren Anfängen eine wichtige Rolle in der Unterstützung und Begleitung von älteren Menschen spielt. Insbesondere die Entwicklungen in der Gerontologie und Gerontopsychiatrie haben die Anforderungen und Möglichkeiten in der Altenarbeit stark geprägt.

Danach habe ich mich intensiv mit dem Thema Demenz auseinandergesetzt. Ich habe das Krankheitsbild definiert und seine Epidemiologie, seine Formen, Symptomatik, Diagnostik sowie Risikofaktoren dargestellt. Diese Grundlagen sind notwendig, um ein tieferes Verständnis für die Herausforderungen zu bekommen, mit denen Demenzkranke und ihre Angehörigen konfrontiert sind. Die zunehmende Prävalenz von Demenzerkrankungen macht dieses Wissen für Sozialarbeiter unverzichtbar, um adäquate Unterstützung bieten zu können.

Ein zentraler Aspekt meiner Arbeit ist die Analyse der verschiedenen Therapieformen. Dabei wurde deutlich, dass sowohl medikamentöse als auch nicht-medikamentöse Behandlungsmöglichkeiten eine Rolle spielen, wobei letztere besonders im Rahmen der Sozialen Arbeit relevant sind. Ich habe verschiedene Betreuungs- und Unterbringungsformen für Demenzkranke beleuchtet, da sie maßgeblich die Arbeit der Sozialarbeiter beeinflussen. Es hat sich gezeigt, dass die Wahl der Betreuungsform erhebliche Auswirkungen auf die Lebensqualität der Betroffenen und die Belastung der Angehörigen hat.

Im weiteren Verlauf habe ich die ethischen und rechtlichen Grundlagen der Sozialen Arbeit diskutiert. Diese sind essenziell, um eine professionelle und verantwortungsbewusste Praxis in diesem sensiblen Bereich zu gewährleisten. Themen wie das Selbstbestimmungsrecht der Patienten, der Umgang mit Zwangsmaßnahmen und die rechtlichen Rahmenbedingungen für Betreuung und Unterbringung sind hierbei von zentraler Bedeutung.

Die theoretischen Konzepte der Sozialen Arbeit – für diese Arbeit relevant sind das Case Management, die Lebensweltorientierung nach Thiersch, die Empowerment-Methode sowie die Biographiearbeit – habe ich im Anschluss vorgestellt und deren Anwendung in der Arbeit mit Demenzkranken erläutert. Die genannten Konzepte bieten wertvolle Ansätze und Methoden, um den komplexen Anforderungen in diesem Handlungsfeld gerecht zu werden. Besonders das Case Management und die Lebensweltorientierung haben sich als praxisrelevant erwiesen, da sie eine ganzheitliche und individuelle Betreuung ermöglichen.

Im praxisorientierten Teil meiner Arbeit habe ich mich ausgewählten Handlungsfeldern der Sozialen Arbeit im Zusammenhang mit Demenzkranken und ihren Angehörigen gewidmet. Hierzu zählen die Koordination von Hilfen, psychosoziale Beratung, soziale Gruppenarbeit sowie die Arbeit in ambulanten und stationären Altenhilfeeinrichtungen. Ein besonderes Augenmerk habe ich auf die klinische soziale Arbeit in der Geriatrie und Gerontopsychiatrie gelegt, da diese Bereiche eine spezielle Expertise und ein hohes Maß an interdisziplinärer Zusammenarbeit erfordern. Die Zusammenarbeit mit anderen Berufsgruppen wie Ärzten, Therapeuten und Pflegekräften hat sich als essenziell erwiesen, um eine umfassende Versorgung der Demenzkranken sicherzustellen.

Zusammenfassend lässt sich sagen, dass Sozialarbeiter im Umgang mit Demenzkranken und ihren Angehörigen eine Vielzahl genuin sozialarbeiterischer Aufgaben übernehmen. Zu diesen gehören, wie in meiner Arbeit deutlich geworden ist, in erster Linie psychosoziale Beratung und Unterstützung, soziale Gruppenarbeit und die Koordination von Hilfen im ambulanten und (teil-)stationären Bereich. Die Soziale Arbeit im Kontext von Demenzerkrankungen umfasst somit vielfältige und komplexe Aufgabenbereiche.

Diese Tätigkeiten erfordern ein breites Wissen über die Erkrankung selbst, ihre Behandlungsmöglichkeiten sowie die rechtlichen und ethischen Rahmenbedingungen. Zudem sind fundierte theoretische Kenntnisse und praktische Fähigkeiten notwendig, um eine adäquate Unterstützung und Begleitung der Betroffenen und ihrer Angehörigen zu gewährleisten. Die fortlaufende Weiterentwicklung und Spezialisierung der Sozialen Arbeit in diesem Bereich ist für mich unerlässlich, um den steigenden Anforderungen und dem wachsenden Bedarf gerecht zu werden.

Darüber hinaus habe ich festgestellt, dass die interdisziplinäre Zusammenarbeit mit anderen Berufsgruppen, wie Ärzten, Therapeuten und Pflegekräften, ein wesentlicher Bestandteil der erfolgreichen Betreuung und Begleitung von Demenzkranken ist. Diese Zusammenarbeit ermöglicht es, die vielfältigen Bedürfnisse der Betroffenen umfassend zu adressieren und eine ganzheitliche Versorgung zu gewährleisten. Ein weiterer wichtiger Aspekt ist die Notwendigkeit der kontinuierlichen Fort- und Weiterbildung für Sozialarbeiter, um auf dem neuesten Stand der Forschung und Praxis zu bleiben. Dies ist besonders relevant in einem sich ständig weiterentwickelnden Feld wie der Demenzversorgung, in dem neue Erkenntnisse und Behandlungsmethoden regelmäßig hinzukommen. Fortbildungen und Schulungen zu aktuellen Entwicklungen und innovativen Ansätzen in der Demenzbetreuung sind daher unverzichtbar.

Auch die psychosoziale Unterstützung der Angehörigen von Demenzkranken spielt eine zentrale Rolle. Diese sind oft stark belastet und benötigen Unterstützung, um mit den Herausforderungen der Pflege und Betreuung zurechtzukommen. Hier kommen Angebote wie Angehörigengruppen, Beratungen und Entlastungsdienste zum Tragen, die von Sozialarbeitern initiiert und begleitet werden können.

Ein weiteres bedeutendes Handlungsfeld ist die Aufklärungs- und Öffentlichkeitsarbeit. Sozialarbeiter können durch Informationsveranstaltungen, Workshops und Publikationen dazu beitragen, das Bewusstsein für Demenzerkrankungen in der Gesellschaft zu erhöhen und Vorurteile abzubauen. Dies trägt dazu bei, ein unterstützendes Umfeld für Demenzkranke und ihre Familien zu schaffen.

Abschließend möchte ich betonen, dass die Arbeit mit Demenzkranken und ihren Angehörigen nicht nur herausfordernd, sondern auch äußerst bereichernd ist. Sozialarbeiter tragen durch ihre vielfältigen Tätigkeiten wesentlich zur Verbesserung der Lebensqualität der Betroffenen bei und leisten einen wichtigen Beitrag zur Bewältigung der gesellschaftlichen Herausforderungen, die mit dem demografischen Wandel und der Zunahme von Demenzerkrankungen einhergehen. Die Erkenntnisse und Erfahrungen aus meiner Bachelorarbeit werden für mich persönlich und beruflich von großem Nutzen sein, und ich hoffe, dass sie auch anderen Fachkräften in der Sozialen Arbeit wertvolle Impulse und Anregungen bieten.

Zusammengefasst lässt sich festhalten, dass die Soziale Arbeit im Kontext von Demenzerkrankungen ein vielschichtiges und anspruchsvolles Tätigkeitsfeld darstellt. Die Anforderungen an die Sozialarbeiter sind hoch und erfordern sowohl umfassendes Fachwissen als auch Empathie und praktische Kompetenz. Es bedarf einer stetigen Weiterentwicklung und Anpassung der sozialarbeiterischen Methoden und Konzepte, um den spezifischen Bedürfnissen der Demenz-kranken und ihrer Angehörigen gerecht zu werden. Nur so kann eine qualitativ hochwertige und nachhaltige Unterstützung gewährleistet werden.

Literaturverzeichnis

Aner, Kirsten & Karl, Ute (2020). *Handbuch Soziale Arbeit & Altern.* Wiesbaden: Springer.

Deutscher Berufsverband (2016). *Definition Soziale Arbeit.* Verfügbar unter: https://www.dbsh.de/media/dbsh-www/redaktionell/bilder/Profession/20161114_Dt_Def_Sozialer_Arbeit_FBTS_DBSH_01.pdf.

Feldbecker, Ansgar, Limmroth, Volker & Tettenborn, Barbara (2019*). Demenzerkrankungen.* München: Urban & Fischer.

Gesundheitsberichterstattung des Bundes (2009). *Beiträge zur Gesundheitsberichterstattung des Bundes. Gesundheit und Krankheit im Alter.* Verfügbar unter: https://edoc.rki.de/bitstream/handle/176904/3220/21r1eZ1NVL2AY_02.pdf.

Haberstroh, Julia, Neumeyer, Katharina & Pantel, Johannes (2016). *Kommunikation bei Demenz.* Heidelberg: Springer-Verlag.

Hartje, Wolfgang & Poeck, Klaus (2006). *Klinische Neuropsychologie.* Stuttgart: Georg Thieme.

Herriger, Norbert (2020). *Empowerment in der Sozialen Arbeit.* Stuttgart: W. Kohlhammer GmbH.

Kastner, Ulrich, Schraut, Veronika & Löbach, Rita (2022). *Handbuch Demenz. Fachwissen für Pflege und Betreuung.* München: Elsevier GmbH.

Kuhlmann, Andrea (2005). *Case Management für demenzkranke Menschen.* Münster: Münster.

Metzen-Philipp, Elisabeth (2015). *Soziale Arbeit mit Menschen mit Demenz.* Stuttgart: W. Kohlhammer GmbH.

Meyer, Christine (2019). *Soziale Arbeit & Altern.* Weinheim Basel: Beltz Juventa.

Müller, Matthias, Siebert, Annerose & Ehlers Corinna (2023). *Sozialarbeiterisches Case Management*. Stuttgart: W. Kohlhammer GmbH.

Schilder, Michael & Metzen-Philipp, Elisabeth (2022). *Menschen mit Demenz*. Stuttgart: W. Kohlhammer GmbH.

Schmidtke, Klaus (2006). *Demenzen*. Stuttgart: W. Kohlhammer GmbH.

Schnabel, Manfred (2019). *Soziale Arbeit. Soziale Arbeit und Demenz*. Ausgabe 7. S. 14- 17.

Thiersch, Hans (2014). *Lebensweltorientierte Soziale Arbeit*. Weinheim Basel: Beltz Verlag.

Thole, Werner (2012). *Grundriss Soziale Arbeit. Ein einführendes Handbuch 4 Auflage*. Wiesbaden: Verlag für Sozialwissenschaften.

Tomann-Specht, Monika (2017). *Biographiearbeit in der Gesundheits-, Kranken- und Altenpflege*. Berlin: Springer Verlag.

Wallesch-Werner, Claus & Förstl, Hans (2017). *Demenzen*. Stuttgart: George Thieme.

Zippel, Christian & Kraus, Sibylle (Hrsg.) (2009). *Soziale Arbeit für alte Menschen. Ein Handbuch für die berufliche Praxis*. Frankfurt am Main: Mabuse Verlag.

BEI GRIN MACHT SICH IHR WISSEN BEZAHLT

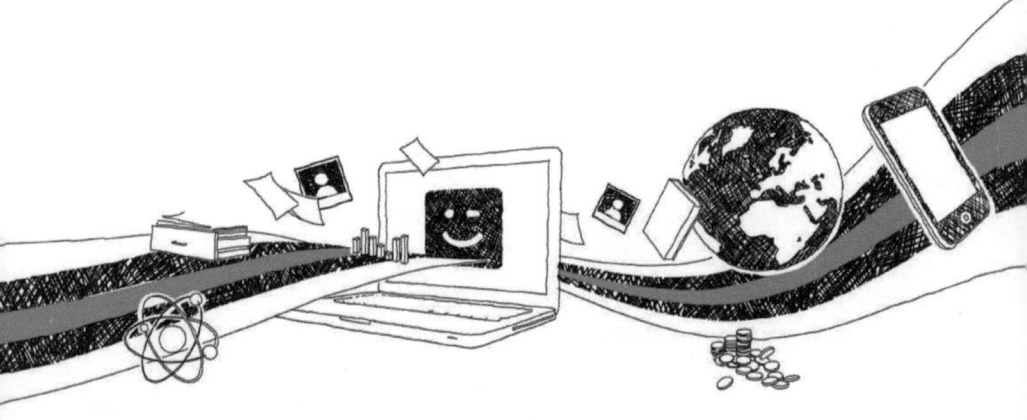

- Wir veröffentlichen Ihre Hausarbeit,
  Bachelor- und Masterarbeit

- Ihr eigenes eBook und Buch -
  weltweit in allen wichtigen Shops

- Verdienen Sie an jedem Verkauf

Jetzt bei www.GRIN.com hochladen und kostenlos publizieren

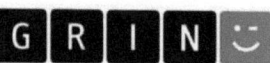